AF455312

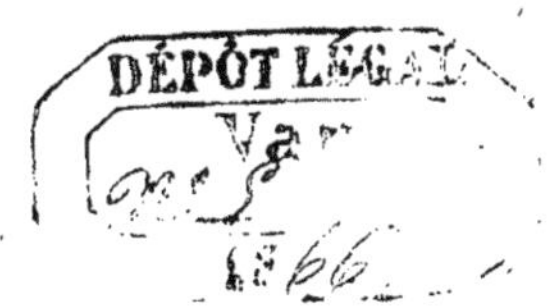

LA SEYNE

&

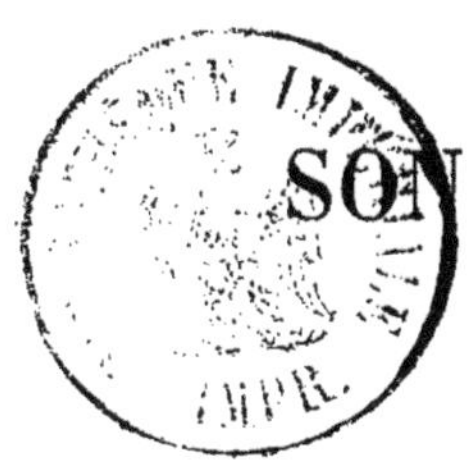

SON ÉPIDÉMIE CHOLÉRIQUE

EN

1865

Par le Docteur PRAT,

Ex-Chirurgien-major de la Marine, Chevalier de la Légion d'honneur;

Conseiller municipal.

Sit tibi præcipue, quod primum est, cura salutis :
Tempora ne culpes, quum sis tibi causa doloris.
DENYS CATON, liv. II, *Des Sentences.*

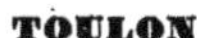

TOULON

TYPOGRAPHIE DE J. LAURENT, SUR LE PORT.

1866

LA SEYNE

&

SON ÉPIDÉMIE CHOLÉRIQUE

EN 1865

Toute société ne peut subsister qu'autant qu'elle est fondée sur une autorité légitime, forte et respectée. Avec de telles conditions, elle pourra efficacement veiller au bien-être des citoyens, prendre des mesures énergiques pour prévenir ou réprimer les causes dissolvantes ; elle pourra surtout relever ou maintenir à sa juste hauteur ce niveau du sens moral qui chaque jour s'affaiblit encore.

Il faut donc, avec les soins hygiéniques, surtout le développement de l'intelligence, et la conformité de la volonté à la raison éternelle. Sans ces conditions, point d'ordre moral, point de société possible.

A d'autres plus autorisés les grandes questions économiques, politiques, morales ou religieuses. Pour nous, nous rappellerons quelques-uns des principes de l'hygiène, en nous appuyant sur les tristes événements qui se sont passés sous nos yeux. Nous n'avons nullement la prétention d'exposer, de soutenir un système médical ; ce n'est ni le temps, ni le lieu. Nous voulons seulement rapporter et dire ce que nous avons vu, ce que nous avons fait et ce qu'il resterait à faire.

Nous ne savons si notre travail obtiendra les suffrages publics ; mais nous obéissons aux inspirations d'une conscience profondément convaincue ; et la satisfaction d'avoir accompli ce que l'on estime un devoir, nous fera oublier les injustices ou les préventions d'un parti trop exigeant.

Baignée par les flots de cette mer azurée qui vît sur ses rivages Philippe-Auguste, saint Louis, et le grand capitaine des temps modernes, La Seyne, par son admirable position, attire l'attention de l'étranger. Voyez comme elle est tranquille et fière de la protection de cette cité, au front rajeuni mais à l'aspect redoutable, Toulon, le grand arsenal de la France, l'orgueil de notre belle Provence, dont le mélancolique sommeil n'est troublé que par le bruit des marteaux et les clameurs des marins.

La Seyne a pour bornes : au Nord, des montagnes à demi boisées, et parsemées d'élégantes villas se miroitant dans la limpidité des eaux ;

Ollioules, véritable jardin des Hespérides, avec ses gorges mystérieuses, son printemps éternel, ses hirondelles au chant joyeux, ses fleurs et ses fruits.

En avançant vers l'Ouest, on admire cette gracieuse vallée que sillonne la voie ferrée ; Six-Fours, avec ses rares habitants, et ses ruines d'un passé glorieux, sentinelle avancée pour pousser le cri d'alarme au moment de la lutte.

A ses pieds, une couronne de hameaux, tous enfants de la même mère : tels de jeunes rejetons qui ont puisé la force et la vie à un tronc jadis plein de sève et de vigueur.

Au Midi, une suite de collines aux sommets verdoyants, et un magnifique bois dont le silence n'est troublé que par le bruissement des feuilles ou les joyeux éclats d'une folâtre jeunesse. Puis, dans une région plus sereine, un modeste sanctuaire, espérance de l'âme affligée, phare du pauvre matelot pendant les rugissements du terrible ouragan.

Enfin, les Iles-d'Or et Saint-Mandrier, avec ses plantes d'un autre ciel, véritable demeure princière offerte par la patrie reconnaissante aux enfants de la gloire.

Tels sont les bienfaits que le ciel, dans sa bonté, a répandus sur cette heureuse terre, destinée à se développer encore sous les auspices de la religion et de l'industrie qui l'enlacent de leurs bras protecteurs et vigoureux.

A La Seyne, les monuments publics ne sont pas en grand nombre, relativement à la population qui est de 13 mille âmes, y compris la banlieue.

Fondé sous l'inspiration d'une des plus anciennes familles du pays, le collége des PP. Maristes est à peu près le seul établissement qui mérite d'être visité. Par le choix d'une position admirable qui lui permet de jouir des agréments de la campagne et des avantages de la ville, cette maison, avec la gracieuse chapelle due au talent de M. Barbier, architecte de la commune, ne laisse rien à désirer, et peut satisfaire les exigences les moins légitimes ; une exposition favorable, de grandes cours avec jardins, des salles vastes et bien aérées, des soins intelligents et empressés, un personnel nombreux et bien choisi dont le dévouement à toute épreuve est récompensé chaque année par de brillants succès. Aussi l'institution des PP. Maristes est-elle devenue le rendez-vous d'une nombreuse jeunesse, aux manières distinguées, fière d'apprendre, sous la tutelle de la religion et la paternelle direction du supérieur actuel, la science qui doit former l'honnête commerçant, l'intrépide marin, le magistrat intègre, etc.

Sur un autre point, mais à une grande distance du collége, un immense atelier, sous la direction de M. Verlaque, réunit près de 4,000 ouvriers, qui tous rivalisent d'intelligence et de zèle pour donner à leurs œuvres ce cachet de perfection qui distingue les bâtiments sortis des bassins de La Seyne.

La Seyne, par sa position exceptionnelle, la facilité des communications, a réuni dans ses murs de nombreux étrangers. Ses habitants forment deux types bien caractérisés.

1° La population indigène. Vifs, hospitaliers, naturellement compatissants et généreux, les Seynois aiment surtout à braver l'Océan et ses tempêtes, et quand ils ont servi la France aux rivages étrangers, ils rentrent, au sein de la famille, où leur vie s'écoule tranquille et paisible sous le charme des souvenirs d'un autre âge.

2° L'autre partie de la population, issue d'une haute origine, et toute fière de ses grandes destinées, est loin d'avoir des habitudes à la hauteur de ses prétentions. Mais qu'on ne s'attende pas à nous voir lever ce voile qui révélerait tant de misères ! Qu'on ne nous demande pas de tracer le tableau de ce qui se passe dans ces réduits sans lumière où s'abritent pêle-mêle, hommes, femmes, enfants, vieillards ! Ces détails humiliants nous feraient peut-être regretter une hospitalité que nous accordons avec tant de générosité et de bienveillance.

Qu'on excuse notre franchise, et puisqu'on veut bien nous entendre, nous dirons, pour rester impartial, 1° Que les rues de la Seyne sont malpropres, remplies d'immondices ou d'eaux croupissantes ; 2° Que les deux *gros vallats* (1)

(1) En terme du pays, *ruisseau servant d'égout.*

qui les entourent sont une véritable sentine d'infection ; 3° enfin, que la ville, dans les circonstances actuelles, n'a aucune des conditions de salubrité qui distinguent les villes voisines.

Ces lacunes regrettables, l'ancienne administration les a constatées sans y remédier. La nouvelle sera-t-elle plus heureuse ? Nous l'espérons !!!

Mais pour qu'on ne nous accuse pas de trop flatter le tableau que nous venons de tracer, faisons connaître davantage la rue appelée par les habitants et dans les journaux du nom redoutable de rue de la *Peste*. Perpendiculaire au *gros vallat,* auquel elle aboutit par son extrémité ouverte, cette rue qui devait présenter huit mètres de large, n'en mesure que six. Elle est sans pavé, dépourvue de trottoirs,et n'offre, sur plusieurs points, que des rez-de-chaussées très humides, dans lesquels mangent, séjournent, couchent, etc., de nombreuses familles piémontaises.

Les maisons à étages (deux au plus) sont encore des centres d'agglomération, d'entassement, dont nous donnerons un frappant *specimen,* en disant que dans un carré qui cube à peine cinquante mètres, nous avons compté huit lits, occupés chacun par deux personnes au moins.

Il est facile, par ce seul exemple, de se faire une idée exacte du degré d'infection, surtout pendant la nuit, d'un pareil appartement, dans lequel respirent seize à dix-huit grandes personnes, des enfants au berceau. Ajoutez encore leurs vêtements sales et crasseux accrochés aux murs, aux portes, aux fenêtres.

Si vous sortez des maisons, vous rencontrerez dans cette rue, les immondices, les résidus de la vaisselle, les matières fécales etc., croupissant dans des rigoles dépourvues de pente et privées d'eau. Toutes ces impuretés se mêlant aux eaux des lavoirs publics, constituent par leur réunion, un dépôt excessivement épais que les pluies torrentielles de l'hiver sont presque incapables d'enlever, mais qui, pendant les grandes chaleurs estivales, engendre un vaste cloaque pestilentiel.

Ainsi, infection au dedans, infection au dehors, terrain marécageux à l'entour et même dans un assez grand périmètre : telles sont les conditions hygiéniques ou de salubrité présentées par cette rue.

Ce que nous venons de dire de la rue P... peut s'appliquer à la plupart des maisons tenues par des logeurs, maisons que l'on rencontre surtout à l'Esplanade de la Lune, au quartier Beaussier, à Cavaillon, au Regonfle, dans les rues Evenos, du Sac, Saint-Roch, etc. Presque toutes ces rues sont d'ailleurs mal pavées, remplies d'ornières, privées d'un système régulier de balayage. Les ruisseaux n'ont pas d'écoulement, d'où stagnation de toutes les impuretés jetées par les habitants, et formation journalière de cloaques infectieux, disséminés sur une grande étendue de la voie publique.

Nous avions déjà signalé ces mauvaises conditions hygiéniques, dans nos considérations préliminaires topographiques, pénétré de cette idée que la question de la salubrité publique était un point capital; que là nous devions porter toute l'attention de l'administration, surtout celle de ses membres qui ont assisté, comme nous, au triste spectacle de l'épidémie.

L'eau qu'on boit à La Seyne est de qualité inférieure, principalement celle provenant des puits qui avoisinent le littoral. A l'époque des grandes chaleurs, pour peu qu'il y ait sécheresse, la disette d'eau se manifeste, les fontaines ne coulent plus.

Nous signalerons ici, à propos du terrain ou sol, deux foyers puissants d'infection : 1° le gros *vallat* qui longe la partie sud de l'Esplanade du quartier de la Lune ; 2° le ruisseau ou *vallat* à l'est des maisons du chemin neuf, ou Avenue de Toulon. Ces deux ruisseaux n'ont point de pente et constituent le récipient de toutes les impuretés qu'y déposent les habitants voisins.

Notons en passant que la plupart des maisons construites au quartier de la Lune, se trouvent au sein d'un terrain marécageux. C'est là que l'épidémie a éclaté dans le principe, et qu'elle est restée confinée pendant plusieurs jours ; c'est sur les bords du gros *vallat*, et surtout dans la fameuse rue P... ou de la Peste.

Qu'on se figure un ciel invariablement serein pendant trois mois entiers ; une chaleur brûlante et sèche, à peine tempérée par les brises du soir et la fraîcheur des nuits ; qu'aux ardeurs de la canicule, on ajoute même l'influence des vents O.-N.-O. et on se fera une idée des conditions atmosphériques dans lesquelles apparut à La Seyne le terrible fléau dont le souvenir épouvante encore.

Vers le milieu du mois de juin, une indisposition s'était manifestée chez quelques enfants, et dans nos différentes visites nous avions pu constater par les caractères de la maladie, un état cholériforme nettement défini. Mais ces faits isolés n'étaient pas de nature à fixer l'attention publique et à nous obliger à répandre l'alarme. Du reste, tout le monde sait qu'en juillet et en août, les diarrhées sont fréquentes, voire même les dyssenteries. On n'ignore pas non plus que, sous l'influence de mauvaises conditions hygiéniqnes, ces flux intestinaux peuvent dégénérer et prendre tout-à-coup un cachet pernicieux cholériforme.

Qu'on nous permette un souvenir. En juillet 1862, deux

enfants, l'un, âgé de six mois, l'autre, de dix-huit, succombèrent en moins de quelques heures, et nous avions reconnu que cette mort presque instantanée, avait été précédée de tous les symptômes de la période algide.

Ajoutons que ces existences prématurément enlevées se trouvaient dans des conditions d'hygiène tout-à-fait déplorables : manque d'air et de lumière, malpropreté des linges, insalubrité du logement, infection de tout genre autour de la maison.

Il fût donc clair pour nous, à cette époque, que si ces enfants avaient été frappés, le milieu infectieux où ils respiraient avait produit le germe qui détermina le coup fatal. (1)

Le 16 août dernier, notre collègue Combal fut appelé dans la rue Savonnières, pour donner ses soins à deux enfants, frères, et d'origine piémontaise; chez les deux malades, il constata tous les caractères de l'accès cholérique, ils succombèrent.

Huit jours après, le 24, la mère de ces deux enfants, fut frappée à son tour, et éprouva le même sort.

Du 24 août au 4 septembre, six nouveaux cas.

Du 4 septembre au 14, d'autres cas sont encore signalés; mais jamais en assez grand nombre pour nous inspirer des craintes sérieuses. Du reste, le foyer était circonscrit dans le quartier de la Lune, et surtout aux environs de ces misérables échoppes en bois, dont on a trop parlé, pour y revenir encore.

Le 14 septembre, arrive un violent coup de vent d'Est, véritable ouragan, se dirigeant conséquemment sur la ville.

Tout-à-coup, dans la nuit du 14 au 15, semblable au

(1) Choléra sporadique.

torrent qui brise ses barrières impuissantes, à l'orage, qui gronde dans le lointain, approche, éclate soudain, le principe thyphique s'échappe de ce quartier où il était confiné, jusqu'au sein de notre cité qu'il surprend à l'improviste dans les douceurs du sommeil.

O nuit pleine de tristesse et d'angoisse ! O nuit terrible et désastreuse où l'on entendit retentir dans nos murs ce cri lugubre et déchirant : le choléra !!! C'est un sauve qui peut général, les véhicules ne suffisent plus, les salles de la gare sont encombrées, et cependant cinquante-sept cas, dont la majeure partie suivie de décès, étaient déclarés !!! Aussi, quand le matin, le soleil vint éclairer ce navrant tableau, on eût dit le lendemain d'une bataille; La Seyne ressemblait à une immense nécropole. Plus d'animation, plus de bruit. Les grandes machines de nos chantiers ne fonctionnaient que par moments ; la vie s'était retirée, ce n'était partout qu'un [illegible] terrompu par le fracas lugubre du char funèbre (1), ou par les pas mesurés de la sentinelle vigilante.

Honneur à vous, courageux fonctionnaires, qui avez préféré les dangers de votre position à la sécurité d'une vie plus commode et plus douce. Les passions injustes, en vous calomniant honteusement, n'ont fait que vous grandir aux yeux des gens de bien, et l'estime de l'honnête homme suffit quand on a déjà pour soi le témoignage de sa conscience.

Nous savons trop le danger des personnalités pour nous permettre des citations dont le moindre inconvénient serait de réveiller des sentiments injustes et des haines mal comprimées !!!

(1) A la tête duquel on rencontra presque toujours, durant toute l'épidémie, l'infatigable abbé Augier.

Mais notre but est d'arriver à des conclusions pratiques, à des mesures sanitaires, à des précautions hygiéniques ; notre intention avouée est surtout d'éclairer la population sur ses véritables intérêts et lui montrer qu'elle doit aider de ses sympathies l'administration qu'elle s'est choisie avec tant de spontanéité. Il nous faut donc des principes et des bases plus solides que ces préliminaires que nous ont inspirés le triste spectacle de l'épidémie. Il nous faut un point de départ acquis à l'évidence publique, et incontestable pour les plus incrédules.

Laissons parler les chiffres :

Statistique des décès cholériques et ordinaires du 16 août au 7 novembre, d'après les registres de l'état civil. (1)

1° DÉCÈS CHOLÉRIQUES			2° DÉCÈS ORDINAIRES		
	Hommes....	130		Hommes. ..	44
	Femmes....	87		Femmes....	30
	Enfants.....	133		Enfants.....	46
		350			120

TOTAL GÉNÉRAL : 470.

Nous sommes convaincus qu'une partie des décès ordinaires peuvent être considérés comme de véritables décès cholériques.

DÉCOMPOSITION PAR RACES :

1° FRANÇAIS.

A — *Sexe masculin.*

a— Enfants de 0 à 1 an.	27		*b*—Hommes de 15 à 20 ans.	3
— de 1 à 5 ans.	36		— de 20 à 30	13
— de 5 à 10	8		— de 30 à 50	24
— de 10 à 15	1		— de 50 à 80	41
	72		— de 80 à 85	5
			— de 85 à 90	1
				87

(1) Du 7 au 30 novembre, l'état civil a encore enregistré environ 15 cas dont les 3/4 dans la fameuse rue P.

B — *Sexe féminin.*

a—Enfants de 0 à 1 an.	18	*b*—Femmes de 15 à 20 ans.	3
— de 1 à 5 ans.	45	— de 20 à 30	9
— de 5 à 10	8	— de 30 à 50	17
— de 10 à 15	1	— de 50 à 80	45
		— de 80 à 85	5
	72		79

2° ITALIENS.

A — *Sexe masculin.*

a—Enfants de 0 à 1 an.	»	*b*—Hommes de 15 à 20 ans.	7
— de 1 à 5 ans.	2	— de 20 à 30	29
— de 5 à 10	2	— de 30 à 50	23
— de 10 à 15	1	— de 50 à 80	4
	5		63

B — *Sexe féminin.*

a—Enfants de 0 à 1 an.	2	*b*—Femmes de 15 à 20 ans.	3
— de 1 à 5 ans.	2	— de 20 à 30	10
— de 5 à 10	5	— de 30 à 50	9
— de 10 à 15	»	— de 50 à 80	3
	9		25

RENSIEGNEMENTS INCOMPLETS : 58.

Cette statistique n'est qu'approximative, il a été impossible d'inscrire ceux qui se sont retirés dans les villes ou campagnes voisines et que la mort a surpris dans leur refuge. Nous ne croyons pas être exagérés en évaluant ce nombre à 50 environ. Ce qui donnerait comme total des décès cholériques le chiffre de 400.

Quant au nombre des cas de choléra, il est encore plus difficile d'arriver à des résultats exacts. Cependant, si nous éliminons de la statistique les cas de cholérine, et en ne tenant compte que des accès vraiment cholériques, nous croyons encore rester dans les limites de la vérité en portant ces cas au nombre de 500. Le 1/5 des sujets frappés, tel serait donc le chiffre de la guérison, chiffre que nous croyons à peu près celui des autres localités rudement éprouvées.

Nous ne nous arrêterons pas à réfuter une petite brochure de 5 à 6 pages apparue presque au lendemain du fléau. L'auteur accuse pour son compte 200 cas de choléra et 160 guérisons, mais sans aucunes preuves authentiques.

Du reste, la brochure semble si peu familière avec les simples éléments du style et la terminologie médicale, qu'elle nous dispense de toute discussion sérieuse. Il suffit de la signaler pour la faire apprécier à sa juste valeur.

Et maintenant quels sont les quartiers visités avec le plus de cruauté? ce sont tous les quartiers, places, rues, carrefours où l'aération manque, où l'insalubrité et la malpropreté semblent avoir fixé leur séjour ; nous avons nommé en première ligne : la rue P...., et la plupart des maisons tenues par des logeurs à Cavaillon, au Régonfle, dans les rues Évenos, du Sac, St-Roch, etc., et qu'on rencontre surtout à l'Esplanade de la Lune, au quartier Beaussier, toutes rues ou quartiers dont on devine l'approche longtemps avant d'y arriver et dans lesquels les logeurs, au mépris de toutes les lois, sacrifient à une coupable spéculation les intérêts de la morale et de l'humanité.

Quels sont les quartiers et rues préservés ?

Nous sommes heureux de citer le quartier du Collége que tout le monde devrait visiter comme un type d'ordre et de propreté, et le Cours dans sa partie la plus élevée.

Un tiers des sujets frappés nous a présenté la diarrhée dite prodromique ou prémonitoire, existant depuis plusieurs jours sous forme bilieuse ou catarrhale. Il n'est donc point exact de soutenir que cette diarrhée ne fait presque jamais défaut.

La forme cholérique dite humide, c'est-à-dire avec vomissements et selles répétés, a été la plus fréquente.

La forme sèche, nerveuse, promptement asphyxique, a

été surtout observée dans les cas foudroyants et dans les plus fortes journées. L'altération rapide du facies, l'excavation des yeux, la teinte cyanique du lobe du nez et des oreilles, des pommettes, des extrémités digitales ; des crampes non interrompues et excessivement douloureuses, l'extinction presque complète de la voix, la suppression des urines, l'absence du pouls radial, quelques selles, quelques vomissements, tels ont été ses caractères.

C'est dans cette dernière forme que la peur, la terreur, ont joué le plus grand rôle, et nous sommes convaincu, en invoquant quelques faits qui se rattachent à notre pratique, que les passions tristes, dans lesquelles figure la frayeur, sont on ne peut plus susceptibles de faire éclater l'accès cholérique.

Notre opinion est encore, que pendant les épidémies de cette nature, chacun absorbe plus ou moins le principe septique insaisissable qui infecte l'air respiré. Ce principe absorbé est porté conséquemment dans le torrent circulatoire, et par les capillaires de ce dernier appareil dans tous les organes dont ces vaisseaux forment la trame.

Ici intervient l'action du principe vital qui, par sa puissance et sa force relative, amène la réaction conservatrice ayant pour but l'élimination de l'agent impondérable septique, élimination dont le choléra cutané ou sudoral nous offre un premier tableau et la cholérine le deuxième. Dans cette dernière l'élimination se fait par la muqueuse gastro-intestinale, et peut-être que, dans ces circonstances, la nature est par nous imitée quand nous traitons les affections typhoïdes par l'acétate d'ammoniaque et par la méthode de Delarroque (purgatifs salins), méthode qui donne les meilleurs résultats.

Le précepte d'arrêter une cholérine (vomissements ou

diarrhée), dès le début, est très-sage. La cholérine, premier degré de l'infection du sang, peut en effet conduire au vrai choléra cyanique, par l'affaiblissement et la prostration générale des forces, qu'engendrent nécessairement des déjections répétées ; mais, on aurait essentiellement tort, à notre avis, si l'on se bornait à modérer ou arrêter ce flux. Le rôle du médecin ne doit pas se borner là : il ne peut pas oublier que l'agent infectieux est peut-être encore dans le sang ; qu'il n'a pas été totalement éliminé ; et, alors, pour peu qu'il existe une cause prédisposante, constitutionnelle, physique, morale ou hygiénique ; pour peu qu'il y ait dépression du principe vital, point de départ de la réaction franche, quand ce principe jouit de son intégrité physiologique ; pour peu, je le répète, que ces circonstances se manifestent, un véritable accès cholérique éclatera.

Il faudra donc, tout en combattant les vomissements et la diarrhée de la cholérine, attaquer le principe septique dans son essence. D'où l'administration intérieure du vin de Quinquina, que je considère comme le plus puissant prophylactique, même en l'absence de la diarrhée prémonitoire ; j'y adjoindrai volontiers une certaine dose de sulfate de quinine pris le matin dans une tasse de thé ou de café léger. D'où encore la nécessité d'un régime tonique corroborateur, mais non excitant, distinction très-importante en matière d'hygiène.

Ce traitement prophylactique n'est-il pas d'ailleurs celui du choléra sudoral ou cutané que beaucoup de personnes ont éprouvé pendant l'épidémie ?

Le quinquina et ses préparations ou dérivés, je ne crains pas de le répéter, j'y reviendrai même dans la prophylaxie, à propos du traitement ; le quinquina, dis-je, qui constitue l'arme la plus précieuse à opposer à toutes les manifestations morbides de nature miasmatique, quelles que soient les formes qu'elles revêtent, doit entrer en première ligne quand il s'agit de combattre la cholérine qui est au choléra proprement dit, qu'on me passe la comparaison, ce que certains états gastriques ou muqueux sont à la fièvre ou affection typhoïde la mieux prononcée.

Ce que nous avons dit touchant l'influence de la peur dans la production d'un accès cholérique peut s'appliquer à toutes les influences physiques et morales dont le but final consiste dans la dépression du principe vital et des propriétés vitales. La douleur d'avoir perdu un membre de la famille ou toute autre personne aimée peut conduire à ce résultat. C'est ainsi que dans plusieurs maisons, nous avons assisté à la mort d'un enfant, du père, de la mère, et cela en moins de huit jours. Ici, certainement, plusieurs causes ont pu agir à la fois, telles que les veilles, les fatigues, les privations, la nature infectieuse des déjections de la première victime. Peut-être aussi, dira-t-on, tous les membres frappés dans cette même famille, se trouvaient-ils dans la période d'incubation du germe pestilentiel, période d'incubation dont la durée nous est entièrement inconnue, et qu'alors, il y a eu invasion successive sous l'influence d'une cause à laquelle tous ces membres de la famille avaient été successivement soumis. Tout cela est possible et même très admissible par la voie et les arguments de la logique ; mais on ne saurait nier aussi l'effet puissant et les conséquences terribles de la douleur d'un père en face d'un fils aimé et foudroyé par le mal, d'une veuve au pied du lit de mort de celui qui était son unique soutien.

La plupart des vieillards qui ont été attaqués ont succombé en très peu de temps, ils ont été véritablement foudroyés. Ne peut-on pas encore ici admettre la dépression, inhérente à l'âge, du principe vital, cet incitateur essentiel de la réaction, sans laquelle on ne saurait espérer la terminaison de l'accès algide par le retour à la santé ?

Les excès alcooliques agissent de la même manière, c'est-à-dire en déprimant les forces vitales. A part l'action locale sur la muqueuse gastro-intestinale et le foie, les préparations alcooliques, telles que le rhum, dont on a tant usé et abusé (1) durant l'épidémie, attaquent et ébranlent le système nerveux. Elles excitent d'abord, mais passagèrement, et cette excitation générale, toute artificielle, qu'elles provoquent, fait bientôt place à un collapsus également général des forces. Cet affaiblissement, il faut l'avouer, n'est que la manifestation de la dépression du principe vital qui fera conséquemment défaut, s'il est appelé à réagir contre l'empoisonnement miasmatique du sang et de la matière organique par le germe infectieux.

La misère, les privations, un régime non assimilateur ou faiblement réparateur, le tempérament lymphatique, l'anémie, la chloro-anémie, les maladies chroniques ou d'épuisement, peuvent encore être regardés comme des causes prédisposantes d'une très grande efficacité. Ici, en effet, le sang est déjà altéré, affaibli, appauvri dans ses globules, et c'est lui pourtant qui sera le récipient et le véhicule du sporule cholérique qui viendra ajouter à son altération primitive celle dont il est chargé. Ici encore la dépression des forces vitales est grande, et il n'en saurait être autrement dès l'instant que le fluide nourricier, cette chair coulante, selon Bordeu, se trouve altéré. Aussi les sujets offrant ces malheureuses conditions constitutionnelles ou pathologiques, se sont-ils éteints promptement sans donner signe de la

(1) Le tafia ordinaire s'est vendu jusqu'à 4 fr. le litre!!!

moindre réaction, et nous en avons vus, qui, frappés, dès le début, d'une très légère cholérine, que rien n'avait pu maitriser, sont arrivés en quelques heures au véritable choléra, et ont succombé en très peu de temps.

Le dernier cas que nous avons observé à La Seyne, le 15 novembre, nous a offert un exemple frappant. C'était une femme maigre, étiolée, atteinte d'entérite chronique et qui avait perdu son enfant depuis huit jours.

Bonne constitution, fermeté morale, intégrité des forces vitales, synergie physiologique, telles seront donc les meilleures conditions pour pouvoir réagir d'une manière efficace contre l'agent infectieux, qui, dans toutes les épidémies, a plus ou moins d'accès sur notre pauvre machine, et dont chacun possède, sans contredit, à des degrés divers, quelques sporules dans le torrent général de l'appareil circulatoire.

Parmi les malades qu'il nous a été donné d'observer soit en ville, soit à l'ambulance, et chez ceux qui ont guéri, la période dite de réaction s'est manifestée au bout d'un temps variable (huit à trente-six heures). Chez une femme de la rue du Palais, nous n'avons commencé à sentir le pouls radial, qu'au bout de quarante heures, et, chose remarquable, sans que l'algidité ait été bien prononcée, pendant cette longue période de temps. Cette femme revint à la santé après une assez longue convalescence, due elle-même à des accidents typhoïdes-adynamiques.

Une réaction intense et rapide, promptement développée chez des sujets assez bien constitués, a été le plus souvent fatale, et cela par le développement consécutif de l'état typhoïde ataxo-adynamique, surtout l'ataxique ou cérébro-spinal.

Les cas foudroyants sont comptés principalement parmi les vieillards, les enfants, les personnes anémiques et les individus livrés aux excès alcooliques. Les premiers piémontais qui furent transportés à l'ambulance de la ville étaient pour la plupart dans ces fâcheuses conditions. Ils avaient passé une partie de la nuit, dans les prairies marécageuses du quartier de la Lune, s'y étaient livrés au jeu et à la boisson ; c'est là qu'ils étaient pris des premiers symptômes, et ils nous arrivaient à l'état bleu. Dans cet état, il était presque impossible de les sauver.

On était au commencement de l'épidémie, certaines personnes parurent étonnées du chiffre de la mortalité et osèrent mettre en doute le dévouement de ceux qui prodiguaient leurs soins. Nous avons le regret d'ajouter que ces personnes appartenaient, par leur position, à un degré qui d'ordinaire exclut les soupçons injustes ou téméraires, mais cette sourde critique disparut bien vite devant la corroboration élogieuse et publique des hommes les plus importants dans la science médicale. Qu'on nous permette ici d'adresser nos remerciments les plus sincères à ces hommes qui, dans d'autres temps, furent nos chefs et qui, dans ces jours de deuil, furent nos collègues et nos amis.

Mais revenons au langage médical qui doit former le fond de ce mémoire, et pour terminer ce qui a trait à la réaction, notons que cette dernière s'est montrée franche, sans accidents consécutifs et suivie d'une convalescence rapide chez quelques femmes enceintes du troisième au quatrième mois. Nous avons observé deux cas de cette nature, l'un en ville, l'autre à l'ambulance.

L'épidémie, ainsi que nous l'avons énoncé, éclata au quartier de la Lune, dans les environs du gros vallat, dont nous connaissons la valeur infectieuse, et s'y localisa, à part quelques rares étincelles, pendant une quinzaine de jours. La baraque, dans laquelle le fléau avait fait trois victimes, fut abandonnée ; et nous songeâmes de suite à la désinfection du cloaque pestilentiel qui aurait dû être comblé depuis longues années, en présence des observations judicieuses des personnes compétentes qui avaient menacé La Seyne d'une terrible épidémie. L'ex-premier magistrat de cette ville doit, en effet, se souvenir qu'à différentes reprises, nous lui avons fait pressentir l'invasion d'une affection typhique qui serait peut-être plus redoutable qu'un choléra ordinaire, si l'on continuait à laisser le pays dans l'infection et à ne pas mettre un frein à l'agglomération des habitants chez les logeurs. A cette époque, pauvre étranger, nous n'avions pas voix au chapitre ; on nous avait même éliminé de l'hôpital dans lequel nous avions demandé à apporter notre contingent gratuit pour les malades indigents ou autres qui y étaient admis, et, conséquemment, nous ne fûmes jamais écouté, nous parlâmes dans le désert.

Le gros *vallat* fut donc désinfecté, mais imparfaitement, vu son étendue. Une locomobile mise à notre disposition par l'usine des forges et chantiers de la Méditerranée, y lança une colonne d'eau pendant deux jours et deux nuits. Cette eau était prise à la mer. Certainement que l'eau douce eut été préférable, mais où la puiser, quand les fontaines ne fournissaient pas même celle nécessaire aux besoins de la famille. D'ailleurs l'eau de mer ne pouvait agir ici qu'à titre de moyen mécanique. Projetée avec force par la locomobile, elle devait entraîner avec elle et déverser dans le gros réservoir d'où elle provenait, la plus grande partie des détritus, immondices, etc., qui occupaient le lit marécageux.

Malheureusement, ainsi que nous l'avons dit, *le gros vallat* n'a pas de pente vers la mer, le reflux des vagues, près de son embouchure est un fait avéré. En outre, la plupart des matières que le courant devait entraîner au loin étaient arrêtées par les joncs, scirpes et autres plantes des marais qui obstruaient le canal méphitique, surtout à l'extrémité *Est* de l'esplanade de la Lune (1).

Dès le début de l'épidémie, l'administration municipale, malgré ses faibles ressources, songea, tout d'abord, à organiser une ambulance qui offrit à tous indistinctement les secours les plus empressés. L'emplacement ne pouvait être mieux choisi, le local plus convenable. Ce fut la chapelle des pénitents blancs. Cette chapelle, entièrement isolée, occupe un terrain qui domine la ville. Aucune trace d'humidité, un air pur, le voisinage des champs, tout concourait à rendre ce lieu on ne peut plus favorable.

Une voile de navire représentant une cloison verticale y sépara les hommes des femmes. MM. Martel, maire, Durand et Nicolas Chapuy, adjoints (2), que l'on rencontrait partout où il y avait un danger, une misère à soulager, mirent à notre disposition le matériel propre à une bonne et prompte organisation. Rien n'y manqua. Les dames Trinitaires, à la tête desquelles se trouvait toujours l'infatigable sœur Saint-Georges, s'y multipliaient, et la pharmacie Hugues, ouverte jour et nuit, durant toute l'épidémie, fournit gratuitement les médicamments dont nous eûmes besoin.

Il y eût constamment à cette ambulance, dans la sacristie de la chapelle, de quoi traiter immédiatement six entrants cholériques.

Le service des médecins y fut fait à tour de rôle et par semaine. Nous y concourûmes avec nos collègues Combal et

(1) A l'action mécanique de l'eau de mer succéda immédiatement celle des désinfectants (chlorure de chaux, sulfate de fer).

(2) Bravement secondés par les conseillers municipaux : Charles Argentéri, Honoré Rousset et Casimir Jouglas.

Nicolas Chapuy et deux religieuses trinitaires ont été foudroyés sur la brèche, ainsi que Rousset aîné, frère du conseiller.

Mourgues. Ce dernier arrivait de Lyon et avait déjà fourni des preuves de dévouement, à Toulon, dans l'épidémie de 1854. Il vint à notre aide dans les derniers jours de septembre, envoyé par M. le Sous-Préfet, et sur la demande du maire qui craignait que nous ne pussions plus suffire aux exigences de la situation, en présence d'une recrudescence.

Pour répondre aux besoins devenus plus pressants, une seconde ambulance s'éleva quelques jours plus tard sous la direction du chantier, et le personnel qui la desservit put alors prodiguer ses soins à tous les ouvriers frappés par la maladie.

Rien donc n'a été épargné pour offrir un asile commode et procurer toutes les ressources commandées par les circonstances.

Qu'avons-nous fait pour combattre le terrible fléau ?

Nous n'exagérons rien en affirmant que nous avons essayé de tous les traitements.

Contre la période algide : stimulants diffusibles variés ayant pour base ou excipient, la menthe poivrée, la mélisse, la camomille, le thé punché, l'alcool de cannelle, l'éther, le laudanum la grande chartreuse, etc. Frictions ammoniacales, chloroformées, le long des membres inférieurs, — larges sinapismes promenés sur différentes parties du corps, — vésicatoire à l'épigastre et sur le rachis, nombreuses couvertures de laine sur tout le corps. Bouteilles d'eau chaude en dedans et en dehors des jambes, ainsi qu'à la plante des pieds.

Chacun a pu constater la soif inextinguible qui, dans ces heures de souffrance, dévorait les malades. Tous, de leur voix rauque et presque éteinte, réclamaient de l'eau froide.

Comment expliquer cette soif permanente et insatiable ? La physiologie nous en rend peut-être compte, en invoquant l'énorme déperdition de sérum éprouvée par le sang, sous l'influence des déjections répétées, déperdition par exhalation, provenant sans doute elle-même de la congestion de tous les troncs veineux abdominaux qui par leur réunion forment la veine-porte (lésion anatomique que démontrent les nécropsies).

Contre l'ataxie thyphique, le plus souvent consécutive à une forte et prompte réaction : émissions sanguines, locales et dérivatives, préparations musquées, camphrées et nitrées, vésicatoires aux membres inférieurs, cataplasmes sinapisés, sulfate de quinine, limonade sulfurique.

Contre l'adynamie : toniques, vin de Bordeaux ou de Bourgogne, préparations de quinquina, régime corroborateur, frictions stimulantes.

Dans la réaction franche : traitement des symptômes prédominants.

Nous avons combattu avec succès la persistance des vomissements en appliquant un vésicatoire au creux épigastrique, et en administrant à l'intérieur la potion dite de Rivière.

Dans les premiers jours de la maladie, nous avons voulu soumettre au creuset de l'expérience la méthode tant préconisée du docteur Burcq (plaques de cuivre sur la peau — acétate du même métal à l'intérieur.)

Ce traitement, que son auteur regarde presque comme héroïque, soit à titre de préservatif, soit à titre curatif, nous l'avons appliqué à trois malades dont deux ont succombé. Le sujet guéri, un enfant de cinq ans, subit l'application locale du cuivre sur les parois abdominales ; mais nous avions administré à l'intérieur la potion diffusible ordinaire (eau de mélisse et de menthe, laudanum et éther.)

Nous ne pouvons donc exclusivement attribuer au cuivre la guérison obtenue.

Nous croyons comprendre le but thérapeutique poursuivi par le docteur Burcq, dans l'administration des préparations cupriques. Ce but doit être évidemment la substitution médicale d'une intoxication métallique à l'intoxication *miasmatique* du sporule cholérigène.

Si nous en *croyions* les observations recueillies par notre savant confrère, il résulterait que les ouvriers travaillant le *cuivre* auraient presque tous échappé aux influences de l'épidémie. Nous acceptons respectueusement l'assertion, mais avant de l'admettre comme un principe, le médecin doit attendre cette statistique qui peut seule éclairer la proposition nouvelle du docteur Burcq.

Que cette intoxication lente, habituelle, telle qu'on peut la rencontrer chez les ouvriers, ait été susceptible d'agir comme prophylactique, nous n'en serions nullement surpris ; mais faudrait-il encore rechercher si les malades soumis à un traitement altérant quelconque, par exemple l'iodure de potassium, les sels de mercure, ont été préservés de l'intoxication septique cholérigène.

Alors, et seulement alors, nous penserons comme notre honorable collègue.

Quant à l'action curative pendant et contre l'accès, il nous est plus difficile de l'expliquer, attendu que, dans ce cas, avant que l'intoxication métallique ait pu faire sentir ses effets, celle du miasme pestilentiel, qui a déjà envahi l'organisme, aura produit sa terrible action, qu'elle continuera jusqu'à la terminaison fatale ou à la réaction pyrogénétique éliminatrice, sans laquelle on ne saurait espérer la fin heureuse de l'accès algide.

Dans les derniers jours de l'épidémie, et sur la foi des excellents résultats qu'on en aurait retirés en Crimée, j'ai employé le carbonate d'ammoniaque, à la dose de 4 à 8 grammes, dans 120 grammes environ de véhicule approprié, à prendre toutes les heures par cuillerées à soupe.

De quatre malades soignés selon ce traitement, trois ont guéri. Devons-nous attribuer cet heureux résultat au carbonate d'ammoniaque, ou dire que ces cas étaient peut-être plus benins ? Cette dernière assertion est possible, bien que nous ayons constaté chez ces trois malades, comme sur celui qui succomba sans trace de réaction, l'absence du pouls radial, les crampes, le refroidissement général, les déjections caractéristiques, la voix gutturale, etc....

Notons en passant que cette méthode de traitement avait été expérimentée avec succès par un chirurgien aide-major, le docteur de Courtois, qui formulait sa potion de la manière suivante : carbonate d'ammoniaque 8 grammes, eau 40 à 60, à administrer par cuillerée à café toutes les 5 minutes, avec addition d'un gramme de laudanum, dans les cas où les vomissements étaient trop répétés.

Nous n'avons point essayé, comme agent de dilution du sang, l'éther sulfurique soufré, préconisé dans une brochure par M. le docteur Roux, et nous sommes porté à croire que ce nouvel agent, s'il a donné à notre confrère quelques bons résultats, il faut en chercher l'explication plutôt dans l'éther que dans le soufre. Or, l'éther étant entré dans la plupart de nos potions stimulantes diffusibles, nous ne saurions admettre qu'il a guéri les malades qui ont échappé, puisque l'accès algide s'est montré réfractaire dans les 5/6 des cas à toutes les médications rationnelles, alors qu'il aurait cédé, comme on l'a écrit, à l'administration, pure et simple, de l'eau de fontaine, donnée à discrétion aux arabes du bagne de Toulon, refusant, par motif de religion, les prescriptions médicales ordinaires.

Dans plusieurs cas, et dès le début de la période de

réaction, nous avons administré, avec quelques-uns de nos confrères, le sulfate de quinine à hautes doses et par les diverses voies.

Bien que plusieurs cholériques aient parfaitement guéri sans recourir au sel quinique, aujourd'hui, plus que jamais, nous sommes porté à considérer l'antipériodique péruvien comme très efficace, et, par conséquent, ne devant jamais être négligé, attendu que le choléra n'est au fond qu'un accès pernicieux, et qu'il faut se défier, dès l'apparition de la réaction, d'un deuxième accès subintrant, qu'un nouvel état algide insidieux nous a parfaitement démontré chez quelques sujets, et que le sel quinique aurait peut-être prévenu.

Après ces considérations, que nous croyons fondées, s'il nous est permis d'établir un traitement rationnel, nous le formulerons par les propositions suivantes :

1° Combattre l'algidité, c'est-à-dire provoquer une réaction franche par les stimulants diffusibles et les moyens extérieurs les plus énergiques, ayant pour but le rétablissement de la chaleur animale physiologique;

2° Maintenir cette réaction dans de justes limites et s'opposer conséquemment aux congestions sanguines qui caractérisent et déterminent l'état thyphique *ataxo-adynamique.*

3° Combattre les complications produites par ce dernier état, n'oubliant jamais que la forme réellement ataxique est on ne peut plus grave et bien souvent au-dessus des ressources de l'art;

4° Surveiller d'une manière attentive la convalescence qui suit les cas heureux et durant laquelle les irritations gastro-intestinales *et l'état dit névrosique ou névropathique trouvent le premier rang.*

5° Ne jamais négliger le sulfate de quinine, à haute

dose et par toutes les voies, au commencement de la réaction, à petites doses, au contraire, et pendant plusieurs jours, durant la convalescence du malade.

Le sulfate de quinine, je ne crains pas de l'avancer, est au traitement curatif de l'accès cholérique, ce que le vin de quinquina, donné pendant le cours de l'épidémie, est à son traitement prophylactique. Nous avons même dit qu'une légère dose de sel quinique, prise le matin dans une tasse de thé ou de café, pourrait parfaitement être ajouté au vin de quinquina, toujours à titre prophylactique.

Malgré tous ces moyens, en dépit de ces méthodes rationnelles, avouons que trop souvent, et notamment dans cette dernière épidémie, le fléau dévastateur, le monstre, comme on l'a appelé, a déjoué les efforts les plus empressés, frappant cruellement et d'une manière foudroyante, surtout dans sa période d'invasion.

Quatre grandes épidémies, depuis 30 ans, ont ravagé successivement notre pays; toutefois nous remarquons qu'elles sont séparées par des distances assez lointaines : la première 1835; la seconde 1849; la troisième 1854; la quatrième 1865. Le fléau n'est donc pas endémique, il est évidemment importé. Aussi toute la presse médicale s'en est émue avec les populations qui ont reçu la visite de cet hôte terrible, et maintenant, les yeux fixés sur les travaux des conseils d'hygiène et des commissions sanitaires, tous attendent, avec d'impatients désirs, les mesures prises par le congrès médical pour prévenir efficacement le retour du choléra Indien ou Asiatique.

Qu'on nous permette en terminant d'émettre notre opinion sur la nature de ce choléra exotique :

1° Le choléra Indien est un accès pernicieux algide de nature septique, c'est-à-dire opérant par empoisonnement.

Il appartient donc à la quatrième classe des poisons d'Orfila.

Cet accès, quelquefois foudroyant, le plus souvent unique, tue par son haut degré de perniciosité. Si le mal se manifestait par deux accès, on sauverait la majorité des malades, attendu qu'alors le sel quinique, donné vers la fin du premier accès, mettrait un frein au développement du second.

2° Il est originaire de l'Inde. Il se trouve à l'état endémique dans l'immense triangle formé par le Gange et le Brahma-Poutra. C'est là que pullulent en complète décomposition des milliers de cadavres, dont l'odeur méphytique infecte l'air ambiant. C'est là que les premiers germes opèrent leurs évolutions successives;

Remarquons, avec le docteur Mottard, que si l'Europe n'a été frappée que vers le milieu du XIXe siècle, cette cause est due à la rapidité actuelle des communications et à leur nombre plus considérable. Qu'en sera-t-il après le percement de l'isthme de Suez?...

3° Les germes sont importés de l'Inde en Europe. Qui n'a entendu parler de ces fameuses caravanes du désert, se réunissant à la voix de l'émir ou du marabout pour aller baiser la kaaba et entendre saluer leur arrivée par l'invisible mais immortel chameau de Mahomet.

Enflammés d'un zèle infatigable, les pèlerins bravent, à travers les périls du désert, le simoun, la soif et la maladie, mais toujours ils laissent dans ces plaines brûlantes d'horribles monceaux de cadavres. Aussi ceux qui les ont vus radieux au départ, les revoient au retour, exténués par la marche et par le jeûne, déchirés, infirmes et décimés.

Ces faits nous sont attestés par le témoignage irrécusable d'un de nos confrères, le docteur Bertulus. « Au sein, dit-il, de ces caravanes, composées de plusieurs milliers d'individus, règne la plus grande misère, la malpropreté la plus dégoûtante. Des débris d'animaux, restes d'hécatombes, jonchent les pleines sablonneuses du désert, et, exposés qu'ils sont à une température torride, ils arrivent bientôt à une prompte décomposition qui empoisonne et infecte tous les environs. Les cadavres des pélerins, victimes de leurs macérations, sont enfouis à quelques centimètres seulement au-dessous de ce sable brûlant. On a même soutenu que dans ce dernier pélerinage, quarante de ces cadavres ont été trouvés dans les sacs d'une caravane et en pleine voie de putréfaction. »

Voilà donc tout autant de milieux infectieux qui, jusqu'au tombeau du prophète, rappellent et perpétuent le fameux Delta asiatique, où règne l'endémicité !

4° Aujourd'hui il est parfaitement prouvé que, par ces caravanes, le fléau a pénétré d'abord à Alexandrie, à Constantinople, d'où il s'est étendu presque sur tout le littoral méditteranéen, pour passer ensuite dans l'intérieur, frappant de préférence les villes, les quartiers pauvres, insalubres, surchargés d'habitants.

Deux paquebots arrivant, l'un d'Alexandrie, l'autre de Marseille, sont accusés d'avoir importé les premiers germes à la Seyne.

5° Les germes cholériques, véritables microphytes ou microzoaires, ainsi que les appelle M. Chevreul, sont à peu près semblables aux germes des prétendues générations spontanées. Transportés au loin par les vents ou par les sujets qui ont été soumis à leur influence, ils éclosent et se multiplient partout où ils trouvent un milieu infectieux, semblables à ces graines des régions tropicales qui, introduites en Europe, ne montrent leurs embryons que dans des serres échauffées, c'est-à-dire dans un milieu où ont été artificiellement réunies les conditions climatériques et telluriques de la plante mère exogène. D'où il suit que l'action du germe cholérigène sera en rapport direct de la nature du milieu infectieux dans lequel il éclot. C'est ce que nous avons vu à La Seyne. La moitié du cours, partie Ouest, a été épargnée, et le quartier Saint-Jean, dans la direction d'Ollioules, n'a eu à constater que deux décès, tandis que l'autre partie du Cours et le quartier Mouisséque ont été incomparablement plus maltraités. Remarquons que ce dernier quartier est sur un terrain marécageux.

Si nous comparons les épidémies de Marseille, de Toulon et de la Seyne, nous ne pouvons mettre en doute l'influence relative de ces milieux sur l'évolution et la multiplication des germes cholérigènes.

Marseille, population de 300,000 âmes. n'a jamais atteint, dans ses plus grands jours d'épreuve, le chiffre de 95, qui est celui maximum de Toulon (85,000 âmes). La Seyne, population de 10,000 âmes (1), a enregistré en quatre jours 194 décès. Qu'on attribue cette différence à d'autres causes; nous, nous croyons être dans le vrai en l'établissant sur la différence d'assainissement de ces trois villes.

Marseille, depuis quelques années, s'est améliorée sensiblement au point de vue hygiénique, Toulon tend à gagner chaque jour, tandis que la Seyne ne songe pas même à se procurer l'indispensable, à nettoyer les immondices qui l'infectent, à empêcher l'agglomération des masses, etc.

Solliès-Pont, petite ville de 3 à 4,000 âmes, s'élève sur un large plateau. Elle excite l'admiration du voyageur par

(1) Abstraction faite de la banlieue dans laquelle figure le Cros-Saint-Georges.

son site, son air toujours pur, son beau ciel embaumé, et par sa température qu'adoucit encore la fraîcheur de ses jardins. Rien donc ne pouvait y faire pressentir l'approche du terrible fléau, quand soudain un immense voile de tristesse enveloppe la cité : 54 victimes succombent sous le glaive de l'Ange de la mort. Quelques jours encore, l'épidémie exerce ses ravages, puis disparaît.

Nous n'essaierons pas de retracer cette scène de désolation, d'autres l'ont fait avant mous. Nous constaterons seulement que Solliès-Pont était dans des conditions exceptionnelles de santé publique. Tout-à-coup, après un fort vent d'Est, éclate une pluie torrentielle, qui inonde les ruisseaux et entasse aux portes de la ville les immondices, détritus et débris d'animaux, provenant du travail des tanneries. L'épidémie surgit aussitôt, mais s'éteint bien vite. Il n'en a pas été de même pour notre pauvre cité. Ainsi que nous l'avons dit, La Seyne s'éveilla aussi, le 15 septembre, avec 56 cas cholériques, et cela après le terrible coup de vent d'Est du 14, mais déjà, depuis une quinzaine de jours, le fléau exerçait ses ravages dans la fameuse rue P. et ses environs, c'est-à-dire au quartier de la Lune, puis, planant au-dessus de la ville, il ne devait cesser d'y porter ses coups désastreux qu'au bout de deux mois.

6° Le choléra est, selon nous, transmissible, ce qui ne veut pas dire pourtant qu'il soit contagieux, et nous nous rangeons volontiers de l'avis de beaucoup de nos confrères, en admettant qu'il atteint surtout les individus physiquement ou moralement prédisposés (misère, anémie, affections chroniques conduisant au marasme, excès alcooliques et autres, passions dépressives, encombrement, malpropreté). Si l'on voulait une preuve de notre assertion, on n'aurait qu'à parcourir le relevé des tables de décès, et l'on verrait qu'elles sont très peu chargées pendant les années qui suivent la cessation de l'épidémie.

7° Nous sommes encore portés à croire que les déjections alvines des cholériques constituent une source de germination, d'où l'explication possible par cette nouvelle cause d'infection, de ces cas disséminés dans certaines campagnes ou localités, au sein desquelles se sont réfugiés des émigrants cholérisés et victimes du germe septique, qui auront transmis à leurs hôtes le principe infectieux. D'où le précepte très salutaire de désinfecter ces déjections alvines et les objets de literie par tous les moyens connus (chlorure de chaux, sulfate de fer, acide phénique) et de procéder, le plus promptement possible, à l'inhumation des cadavres.

Terminons enfin ce mémoire par des considérations prophylactiques, et nous ne pouvons mieux faire ici que de reproduire un extrait de l'ouvrage : *L'Inde anglaise,* par le comte de Waren, officier supérieur de l'armée anglaise dans les Indes. M. Bonafont fit la lecture de cet extrait au Congrès scientifique de 1849.

« La science médicale y est-il dit, a le droit de reprocher « à la Société de ne pas faire son devoir ; elle lui indique, « en effet, des moyens d'une efficacité incontestable, non « pour combattre le choléra, mais pour l'étouffer dans son « germe, dans son lieu d'origine. Ce n'est ni au Caire, ni « à Constantinople qu'il faut diriger l'action prophylac- « tique, mais bien dans l'Inde et le triangle ou Delta, formé « par le Gange et le Brahma-Poutra, et c'est à la compagnie « Anglaise, dans les Indes, qu'il faut renvoyer l'accusation « du crime de lèse-humanité. C'est elle qui a laissé dé- « truire les canaux et les dérivations des deux plus beaux « fleuves du monde. Pendant les 25 dernières années de « l'occupation anglaise, dans un seul district, celui de

« North-Arcoth, le nombre des étangs, emportés par les « inondations, s'est élevé à 1,100. Du temps des conqué« rants Mogols, un admirable canal, le Doab, partant de « Delhy, fertilisait dans son parcours 200 lieues de pays ; « maintenant ce canal est détruit, et ces contrées, autre« fois fertiles et salubres, sont abandonnées par les hommes « que les bêtes féroces ont remplacés. »

Le docteur musulman Hassan-Effendi-Mahmoud, qui a suivi la marche du choléra indien, ne trouve pas de moyen plus efficace pour combattre ces épidémies, dues à l'incurie des gouvernements, que d'empêcher les caravanes de l'Inde, venant par terre ou par mer, d'arriver à Médine ou à La Mecque avec des pélerins cholériques.

Ne suffirait-il pas, dit M. Caffe, aux autorités françaises ou anglaises, de refuser toute protection et tout secours aux pélerins, et de contraindre le gouvernement égyptien à barrer passage, par la force, à ces fanatiques qui viennent semer l'infection et la mort au sein de l'Europe ?

Il est temps d'en finir avec ces caravanes meurtrières, avec ces croyances, ces rêves enfantés par l'imagination lubrique d'un imposteur qui n'a su rien inventer de mieux, pour embellir la demeure céleste, qu'un mélange de cuisines et des restaurants desservis par des houris aux grands yeux noirs. Qu'on se rappelle que le nombre des victimes de la récente épidémie s'élève à plus de 100,000, et l'on prendra d'énergiques mesures contre ces voyages inspirés par une dévotion ridicule et dangereux pour toute l'Europe.

Si l'on n'arrête pas les pélerinages de la Mecque, si l'on ne s'attache pas à assainir les marais infects du fleuve indien, si le congrès universel de salubrité internationale ne tranche pas définitivement et radicalement cette importante question, il ne nous reste plus qu'à prêcher l'extermination des fanatiques pélerins de Mahomet, que nous n'avons pas plus à protéger qu'ils n'ont aidé nos chrétiens à Damas, à Beyrouth, etc....

Telles sont les mesures générales qui incombent aux gouvernements européens. A eux de poursuivre et d'accomplir une aussi noble tâche. Puissent-ils atteindre bientôt le but désiré que la science leur montre avec de si persévérants efforts. La science, telle que nous la comprenons, c'est la voix de Dieu, qui nous indique, depuis longtemps, le moyen de nous soustraire au fléau.

Nous croyons, en effet, que la raison et la foi sont deux rayons d'un même foyer, que l'une et l'autre, dans un ordre différent, projettent leur lumière ; que toutes deux, enfin, elles sont des dons de Dieu. La foi, c'est le flambeau des mystères, des véritées cachées, c'est le baume qui console et fortifie. Elle est surtout un puissant secours dans ces moments suprêmes où l'âme, arrachée aux liens qui la retiennent au corps, s'envole vers ces régions supérieures, séjour de paix et de bonheur.

Mais, au-dessous de ces mystères élevés, s'agitent d'autres êtres, un autre monde qui a ses lois, mais aussi ses mystères et ses profondes obscurités, dans lesquelles la science peut et doit pénétrer, le flambleau de la raison à la main.

Que le coupable s'humilie, le front dans la poussière, et qu'avec une patiente résignation il attende l'heure de la miséricorde et du pardon, nous honorons ces sublimes sentiments qui glorifient Dieu et réhabilitent l'âme ; mais nous ne croyons pas, parce que Dieu nous frappe et nous éprouve, qu'il suffise d'invoquer la puissance de la prière et qu'il faille proscrire cette science qui nous vient de lui, et lui infliger un silence humiliant.

Donc, après avoir rempli les solennelles obligations de la Foi, nous croyons obéir à un autre devoir en rappelant au pays les conclusions qui ressortent de l'observation, ces mesures applicables à chaque quartier, et qui ont pour but de faire disparaître ou au moins d'atténuer largement les funestes effets de ces milieux délétères si propices aux germes épidémiques, que laissent subsister les administrations locales, par négligence ou incapacité. C'est encore pour accomplir cette tâche que nous avons proposé à la commission d'hygiène, dont nous faisons partie, les mesures prophylactiques suivantes, adoptées à l'unanimité, et actuellement entre les mains de la nouvelle autorité administrative, qui est appelée à les faire exécuter :

Extrait du Rapport.

Le choléra n'étant qu'un empoisonnement septique, c'est-à-dire par intoxication profonde du sang et conséquemment de tout l'organisme, l'accès pernicieux qui caractérise cette intoxication (due sans contredit à l'évolution de germes d'importation dans des milieux infectieux) (1), se trouvant le plus souvent au-dessus des ressources de l'art, toutes les recherches doivent tendre à prévenir l'évolution et la multiplication de ces germes, et ce but ne saurait être atteint sans l'observation rigoureuse et la mise à exécution de toutes les règles hygiéniques qui ont trait à la salubrité publique.

La commission d'hygiène, pénétrée de cette grande vérité que des faits nombreux et authentiques sont venus dévoiler, adopte donc les mesures suivantes, qu'elle juge devoir être appliquées le plus tôt possible à notre malheureuse ville si rudement éprouvée.

(1) Nous nous prononçons énergiquement pour le système des quarantaines les plus rigoureuses.

1° Limiter, d'après le cubage des chambres données par les logeurs, le nombre de personnes que ces chambres peuvent réellement contenir, sans préjudice pour la santé, — empêcher par ce moyen l'agglomération ;

2° Faire passer un double lait de chaux dans toutes les maisons qui ont eu des décès ou cas cholériques ;

3° Pavage de la rue P... ou de la Peste, construction régulière de ruisseaux avec trottoirs, aération des appartements qui n'ont pas de lumière, élimination comme lieux de couchage des rez-de-chaussées au-dessous du sol, dans lesquels règne une très-grande humidité. (Cette rue est dans un terrain marécageux) ;

4° Combler le gros vallat, tout le long de l'esplanade de la Lune, afin qu'il ne soit plus le récipient des matières fécales, urines, immondices, eaux des buanderies des maisons voisines (la rue P... en particulier) ;

5° Construction de lieux d'aisance ou fosses mobiles dans les principaux quartiers. (La Seyne en est entièrement dépourvue.)

6° Combler le Vallat des Esplageolles, à l'est du chemin neuf ou avenue de Toulon, en déviant le cours d'eau auquel il est destiné, vallat qui, comme le premier, n'est encore aujourd'hui qu'un affreux réservoir de toutes les impuretés qu'y jettent les habitants ;

7° Pavage d'une foule de rues étroites, humides et remplies d'ornières qui sont autant de cloaques infectieux.

8° Etablissement d'un système régulier de balayage, enlèvement des boues, immondices, vidanges, analogue à celui de Toulon. (1)

(1) Ne serait-il pas également nécessaire, au point de vue de la salubrité publique, que la darse, qui rappelle en petit celle de Toulon, ne fût plus le grand récipient de toutes les impuretés excrémenticielles et autres, qu'y déversent les habitants?

9° Donner et assurer de l'eau à la ville à l'aide des moyens qui seront dictés par des hommes compétents, afin d'éviter ces fâcheuses conséquences qui éclatent tous les étés, et même pendant l'hiver. (Durant l'été, les fontaines ne coulent plus, — le tuyautage n'a pas été visité depuis de longues années — beaucoup de conduits sont obstrués ou brisés).

De la mise à exécution de ces mesures hygièniques, on ne peut plus urgentes, dépend l'état sanitaire futur de la Seyne où le nombre de maisons n'est certainement plus en rapport avec celui des habitants que l'atelier des Forges et Chantiers de la Méditerranée y a agglomérés, en l'absence d'une cité ouvrière analogue à celle de la Ciotat.

Si on ne remédie pas à cette agglomération des habitants, si toutes les causes puissantes et multiples d'insalubrité précitées, ne sont pas énergiquement combattues par les moyens indiqués, légaux d'ailleurs et praticables, si les règlements de police ne sont pas mieux exécutés qu'ils ne l'ont été jusqu'à ce jour, la ville de la Seyne restera indéfiniment exposée, surtout dans les grandes chaleurs, à être ravagée par quelque fléau infectieux, non moins meurtrier que celui qui vient de laisser dans le pays un bien terrible et cruel souvenir.

Toulon.—Imp. J. LAURENT, sur le Port.

www.ingramcontent.com/pod-product-compliance
Ingram Content Group UK Ltd.
Pitfield, Milton Keynes, MK11 3LW, UK
UKHW022154190726
13855UKWH00004B/1478